Gröna Oas

En Blandning av Färger och Smaker i Salladsvärlden

Emilia Andersson

Innehållsförteckning

Prosciutto toppad kycklingsallad 8
Läcker räkor toppad ruccolasallad 10
Räk Cobb sallad 12
Melon och prosciutto sallad 15
Majs och vita bönor sallad 17
Räksallad i thailändsk stil 19
Läcker sallad med kryddig ananasdressing 22
Grillad kyckling och ruccolasallad 25
Snäckskalpastasallad med kärnmjölk-gräslöksdressing 27
Röding med tomatvinägrett 29
Läcker krabbasallad 31
Kyckling Orzo sallad 34
Hälleflundra och persikosallad 37
Rödbetor och ädelostsallad 39
Grön sallad i italiensk stil 42
Broccolisallad med tranbär 44
Läcker Marconi sallad 46
Potatis och baconsallad 48
Roquefort salladssallad 50
Tonfisksallad 53
Antipasto pastasallad 55
Sesampasta kycklingsallad 58
Traditionell potatissallad 60
Quinoa Tabbouleh 62
Fryst sallad 64

Jordgubbs- och fetasallad 66

Svalkande gurksallad 68

Färgglad sallad 70

Garbanzo bönsallad 72

Syrig avokado och gurksallad 74

Basilika, fetaost och tomatsallad 76

Pasta och spenatsallad 78

Basilika och soltorkad tomat Orzo 80

Krämig kycklingsallad 82

Uppfriskande Green Gram and Yoghurt Challenge 84

Avokado och ruccolasallad toppad med smulad fetaost 86

Grodd grön gramsallad 88

Hälsosam kikärtssallad 90

Bacon och ärtsallad med en ranchdressing 92

Krispig sparrissallad 94

Läcker kycklingsallad 96

Hälsosam grönsak & Soba nudelsallad 99

Sallads- och vattenkrassesallad med ansjovisdressing 102

Enkel gul sallad 105

Citrus och basilika sallad 107

Enkel pretzel sallad 109

Kyckling satay hälsosammare hälsosam sallad Sammies 110

Cleopatras kycklingsallad 112

Thai-vietnamesisk sallad 114

Jul Cobb sallad 116

Grön potatissallad 119

Bränd majssallad 122

Kål och druvsallad 124

Citrussallad 126

Frukt och salladssallad 128

Äpple och salladssallad 130

Bön- och paprikasallad 132

Morot och dadlar sallad 134

Krämig peppardressing till sallad 135

Hawaiiansk sallad 137

Bränd majssallad 139

Kål och druvsallad 141

Citrussallad 143

Frukt och salladssallad 145

Curry kycklingsallad 147

Jordgubbsspenatsallad 149

Söt restaurangslaw 151

Klassisk makaronsallad 153

Roquefort päronsallad 155

Barbies tonfisksallad 157

Holiday kycklingsallad 159

Mexikansk bönsallad 161

Bacon ranch pastasallad 163

Potatissallad med röd skal 165

Svarta bönor och couscoussallad 167

Grekisk kycklingsallad 169

Fin kycklingsallad 171

Fruktig curry kycklingsallad 173

Underbar kycklingcurrysallad 175

Kryddig morotssallad 177

Asiatisk äppelslaw 179

Squash och orzosallad 181

Sallad med vattenkrasse-frukt 183

Caesarsallad 185

Kyckling mango sallad 187

Apelsinsallad med mozzarella 189

Tre-bönor sallad 191

Miso tofu sallad 193

Japansk rädisasallad 195

Sydvästra Cobb 197

Pasta Caprese 199

Rökt-öringssallad 201

Äggsallad med bönor 203

Ambrosia sallad 204

Klyftad sallad 206

Spansk pimiento sallad 208

Mimosasallad 210

Klassisk Waldorf 212

Black eyed pea sallad 214

Prosciutto toppad kycklingsallad

Ingredienser

1, 1-ounce skivor surdegsbröd, skurna i 1/2-tums kuber

Matlagningsspray

1/4 tsk. torkad basilika

1 nypa vitlökspulver

1 ½ msk. extra virgin olivolja, delad

1 uns mycket tunna skivor prosciutto, hackad

1 msk. färsk citronsaft

1/8 tsk. salt

1, 5-ounce förpackningar baby ruccola

3/4 uns Asiago ost, rakad och delad, ca 1/3 kopp

3 uns strimlat skinnfritt, benfritt rotisserie kycklingbröst

1/2 kopp druvtomater, halverade

Metod

Låt ugnen förvärmas till 425 grader F. Smörj en bakplåt lätt med lite matlagningsspray och lägg brödtärningarna på den i ett enda lager. Strö över vitlökspulvret och tillsätt basilikan och blanda väl. Ställ in i förvärmd ugn och grädda i 10 minuter eller tills brödet är knaprigt. Tillsätt lite olja i en stor stekpanna och fräs prosciutton tills den är knaprig. Ta bort från pannan och låt rinna av. Blanda resterande olja, citronsaft och salt i en skål. I en stor skål lägg ruccolan, hälften av osten och juiceblandningen och blanda väl.

Under servering toppa salladen med kyckling, knaprig prosciutto, tomater, resterande ost och krutonger och blanda och servera.

Njut av!

Läcker räkor toppad ruccolasallad

Ingredienser

2 koppar löst packad baby ruccola

1/2 kopp röd paprika, finhackad

1/4 kopp morot, finhackad

1 1/2 msk. extra virgin olivolja, delad

1 tsk. finhackad färsk rosmarin

1/4 tsk. krossad röd paprika

1 vitlöksklyfta, tunt skivad

8 stora räkor, skalade och deveirade

1 1/2 msk. vit balsamvinäger

Metod

I en stor skål blanda ihop ruccola, röd paprika och morötter. Tillsätt ca 1 msk

i en stor stekpanna. olja och värm den på medelvärme. Lägg paprika, vitlök

och rosmarin i pannan och koka tills vitlöken mjuknat. Tillsätt räkorna och

öka värmen. Koka tills räkorna är kokta. Lägg räkorna i en skål. Tillsätt den

återstående oljan och vinägern i pannan och värm tills den är varm. Häll

denna blandning på ruccolablandningen och rör tills dressingen täcker

grönsakerna. Toppa salladen med räkorna och servera genast.

Njut av!

Räk Cobb sallad

Ingredienser

2 skivor mittskuret bacon

1/2 pund stora räkor, skalade och deveirade

1/4 tsk. paprika

1/8 tsk. svartpeppar

Matlagningsspray

1/8 tsk. salt, delat

1 1/4 msk. färsk citronsaft

3/4 msk. extra virgin olivolja

1/4 tsk. fullkorns dijonsenap

1/2, 10-ounce paket romansallad

1 dl körsbärstomater, i fjärdedelar

1/2 kopp strimlade morötter

1/2 kopp fryst majs med hel kärna, tinad

1/2 mogen, skalad avokado, skuren i 4 klyftor

Metod

Bryn baconet i en panna tills det är knaprigt. Skär på längden. Rengör pannan och spraya den med matlagningsspray. Sätt kastrullen på spisen igen och värm på medelvärme. Kasta räkorna med lite peppar och paprika.

Tillsätt räkorna i pannan och koka tills de är klara. Strö över lite salt och blanda väl. I en liten skål kombinera citronsaft, olja, salt och senap i en skål.

Blanda samman sallad, räkor, tomater, morot, majs, avokado och bacon i en skål och ringla dressingen över. Rör om väl och servera genast.

Njut av!

Melon och prosciutto sallad

Ingredienser

1 1/2 koppar, 1/2-tums honungsmelon i tärningar

1 1/2 koppar, 1/2-tums tärningar cantaloupe

1 msk. tunt skivad färsk mynta

1/2 tsk. färsk citronsaft

1/8 tsk. nymalen svartpeppar

1 uns tunt skivad prosciutto, skuren i tunna strimlor

1/4 kopp, 2 uns rakad färsk Parmigiano-Reggiano ost

Knäckt svartpeppar, valfritt

Mintkvistar, valfritt

Metod

Kombinera alla ingredienserna i en stor bunke och blanda väl tills det är väl täckt. Servera garnerad med lite peppar och myntakvistar. Servera omedelbart.

Njut av!

Majs och vita bönor sallad

Ingredienser

1 huvud escarole, delad i fjärdedelar på längden och sköljd

Matlagningsspray

1 uns pancetta, hackad

1/2 medelstor zucchini, delad i fjärdedelar och skär i julienne-remsor

1/2 vitlöksklyfta, hackad

1/2 kopp färska majskärnor

1/4 kopp hackad färsk platt bladpersilja

1/2, 15-ounce burk marinblå bönor, sköljda och dränerade

1 msk. rödvinsvinäger

1/2 tsk. extra virgin olivolja

1/4 tsk. svartpeppar

Metod

Koka escarole i en stor stekpanna på medelvärme i 3 minuter eller tills den börjar vissna runt kanterna. Torka av pannan och täck den med lite matlagningsspray. Värm den på medelhög låga och tillsätt pancetta, zucchini och vitlök och fräs tills de är mjuka. Lägg i majsen och koka ytterligare en minut. Kombinera majsblandningen och escarole i en stor skål. Tillsätt persilja och vinäger och blanda väl. Tillsätt resten av ingredienserna och blanda väl. Tjäna.

Njut av!

Räksallad i thailändsk stil

Ingredienser

2 uns okokt linguine

6 uns skalade och devened medelstora räkor

1/4 kopp färsk limejuice

1/2 msk. socker

1/2 msk. Sriracha, het chilisås, såsom Huy Fong

1/2 tsk. fisksås

2 dl riven romansallat

3/4 kopp rödlök, vertikalt skivad

1/8 kopp morötter, finhackade

1/4 kopp hackade färska myntablad

1/8 kopp hackad färsk koriander

3 msk. hackade torrrostade cashewnötter, osaltade

Metod

Förbered pastan enligt anvisningarna på förpackningen. När pastan nästan är klar, lägg i räkorna och koka i 3 minuter. Låt rinna av och lägg i ett durkslag. Kör lite kallt vatten på den. Blanda citronsaft, socker, Sriracha och fisksås i en skål. Blanda tills sockret löst sig. Tillsätt alla ingredienser utom cashewnötterna. Kasta väl. Toppa med cashewnötter och servera genast.

Njut av!

Läcker sallad med kryddig ananasdressing

Ingredienser

1/2 pund skinnfritt, benfritt kycklingbröst

1/2 tsk. Chili pulver

1/4 tsk. salt

Matlagningsspray

3/4 kopp, 1-tums tärningar färsk ananas, cirka 8 uns, uppdelad

1 msk. hackad färsk koriander

1 msk. färskpressad apelsin juice

2 tsk. äppelcidervinäger

1/4 tsk. finhackad habaneropeppar

1/2 stor vitlöksklyfta

1/8 kopp extra virgin olivolja

1/2 kopp jicama, skalad och skuren

1/3 kopp tunt skivad röd paprika

1/4 kopp tunt skivad rödlök

1/2, 5-ounce paket färsk babyspenat, ca 4 koppar

Metod

Banka kycklingen till en jämn tjocklek och strö över salt och chilipulver.

Spraya lite matlagningsspray på kycklingen och lägg på en förvärmd grill och koka tills kycklingen är klar. Håll åt sidan. Häll hälften av ananas, apelsinjuice, koriander, habanero, vitlök och vinäger i en mixer och mixa tills det är slätt. Häll långsamt i olivoljan och fortsätt att mixa tills den blandas och tjocknar. Blanda resten av ingredienserna i en stor skål. Tillsätt kycklingen och blanda väl. Häll i dressingen och rör tills alla ingredienser är väl belagda med dressingen. Servera omedelbart.

Njut av!

Grillad kyckling och ruccolasallad

Ingredienser

8, 6-ounce skinnfria, benfria kycklingbrösthalvor

1/2 tsk. salt

1/2 tsk. svartpeppar

Matlagningsspray

10 koppar ruccola

2 dl flerfärgade körsbärstomater, halverade

1/2 kopp tunt skivad rödlök

1/2 kopp olivolja och vinäger salladsdressing, uppdelad

20 urkärnade kalamataoliver, hackade

1 dl smulad getost

Metod

Krydda kycklingbröstet med salt och peppar. Spraya en grillpanna med lite matlagningsspray och värm den på medelhög värme. Lägg kycklingen på pannan och koka tills den är klar. Håll åt sidan. Blanda ihop tomater, ruccola, lök, oliver och 6 msk i en skål. klä på sig. Pensla resterande dressing på kycklingen och skär i skivor. Blanda kyckling och tomat ruccola mix och blanda väl. Servera omedelbart.

Njut av!

Snäckskalpastasallad med kärnmjölk-gräslöksdressing

Ingredienser

2 dl okokt snäckskalspasta

2 dl frysta gröna ärtor

1/2 kopp ekologisk rapsmajonnäs

1/2 kopp fettfri kärnmjölk

2 msk. finhackad färsk gräslök

2 tsk. hackad färsk timjan

1 tsk. salt

1 tsk. nymalen svartpeppar

4 vitlöksklyftor, hackade

4 koppar löst packad baby ruccola

2 tsk. olivolja

4 uns finhackad prosciutto, ca 1/2 kopp

Metod

Förbered pastan enligt tillverkarens anvisningar. När pastan nästan är klar, lägg i ärtorna och koka i 2 minuter. Häll av och doppa i kallt vatten. Dränera igen. I en skål kombinera majonnäs, kärnmjölk, gräslök, timjan, salt, peppar och vitlök och blanda väl. Tillsätt pastan och ärtorna och ruccolan och blanda väl. Fräs prosciutton i en stekpanna på medelhög värme tills den är knaprig. Strö över salladen och servera.

Njut av!

Röding med tomatvinägrett

Ingredienser

8, 6-ounce rödingfiléer

1 1/2 tsk. salt, delat

1 tsk. svartpeppar, delad

Matlagningsspray

8 tsk. balsamvinäger

4 msk. extra virgin olivolja

4 tsk. hackad schalottenlök

2 pint druvtomater, halverade

10 koppar löst packad ruccola

4 msk. pinjenötter, rostade

Metod

Krydda rödingfiléerna med lite salt och peppar. Stek dem i en stekpanna ca 4 minuter på båda sidor. Ta ut filéerna från pannan och täck med en pappershandduk. Rengör pannan från dess juicer. Häll vinägern i en liten skål. Ringla långsamt i oljan och vispa tills den tjocknar. Tillsätt schalottenlöken och blanda väl. Tillsätt tomaterna, salt och peppar i pannan och värm den på hög låga och koka tills tomaterna mjuknat. Tillsätt dressingen och blanda väl. Under serveringen lägg en ruccolabädd på tallriken, lägg på rödingen och skeda ur tomatmixen på varje filé. Toppa med lite nötter och servera genast.

Njut av!

Läcker krabbasallad

Ingredienser

2 msk. rivet citronskal

10 msk. färsk citronsaft, delad

2 msk. extra virgin olivolja

2 tsk. honung

1 tsk. Dijon senap

1/2 tsk. salt

1/4 tsk. nymalen svartpeppar

2 dl färska majskärnor, ca 2 ax

1/2 kopp tunt skivade basilikablad

1/2 dl hackad röd paprika

4 msk. finhackad rödlök

2 pund krabbkött, skalbitar borttagna

16, 1/4-tums tjocka skivor mogen bifftomat

4 dl körsbärstomater, halverade

Metod

I en stor skål blanda ihop svålen, 6 msk. citronsaft, olivolja, honung, senap, salt och peppar. Ta bort ca 3 msk. av denna blandning och ställ åt sidan.

Lägg i de återstående 6 msk. citronsaft, majs, basilika, röd paprika, rödlök och krabbkött till den återstående juicen blanda och blanda väl. Lägg i tomaterna och körsbärstomaterna och rör om väl. Precis innan servering häll den kvarvarande saften över och servera genast.

Njut av!

Kyckling Orzo sallad

Ingredienser

1 kopp okokt orzo

1/2 tsk. rivet citronskal

6 msk. färsk citronsaft

2 msk. extra virgin olivolja

1 tsk. kosher salt

1 tsk. finhackad vitlök

1/2 tsk. honung

1/4 tsk. nymalen svartpeppar

2 koppar strimlat skinnfritt, benfritt rotisserie kycklingbröst

1 kopp tärnad engelsk gurka

1 dl röd paprika

2/3 kopp tunt skivad salladslök

2 msk. hackad färsk dill

1 dl smulad getost

Metod

Förbered orzo enligt tillverkarens instruktioner. Häll av och doppa i kallt vatten och låt rinna av igen och lägg i en stor skål. Kombinera citronskal, citronsaft, olja, kosher, vitlök, honung och peppar i en skål. Vispa ihop tills det blandas. Häll denna blandning över den beredda pastan och blanda väl.

Blanda i kyckling, gurka, röd paprika, salladslök och dill. Kasta väl. Toppa med ost och servera genast.

Njut av!

Hälleflundra och persikosallad

Ingredienser

6 msk. extra virgin olivolja, delad

8, 6-ounce hälleflundrafiléer

1 tsk. kosher salt, delat

1 tsk. nymalen svartpeppar, delad

4 msk. hackad färsk mynta

4 msk. färsk citronsaft

2 tsk. lönnsirap

12 dl babyspenatblad

4 medelstora persikor, halverade och skivade

1 engelsk gurka, halverad på längden och skivad

1/2 kopp rostade skivad mandel

Metod

Strö hälleflundrafiléerna över lite salt och peppar. Lägg fisken i en uppvärmd stekpanna och stek på båda sidor i 6 minuter eller tills fisken flagnar lätt när den skärs med en gaffel. I en stor skål blanda ihop salt, peppar, olja, citronsaft, mynta och lönnsirap och vispa tills det blandas. Tillsätt babyspenaten, persikorna och gurkan och blanda väl. Under serveringen serverar du filén på en bädd av salladen och toppar med lite mandel.

Njut av!

Rödbetor och ädelostsallad

Ingredienser

2 dl rivna färska myntablad

2/3 kopp tunt vertikalt skivad rödlök

2, 6-ounce paket baby grönkål

1/2 kopp vanlig 2 % fettreducerad grekisk yoghurt

4 msk. fettfri kärnmjölk

4 tsk. vitvinsvinäger

3 tsk. extra virgin olivolja

1/2 tsk. kosher salt

1/2 tsk. nymalen svartpeppar

8 hårdkokta stora ägg i fjärdedelar på längden

2, 8-ounce paket skalade och ångade babyrödbetor, i fjärdedelar

1 dl grovhackade valnötter

4 uns ädelost, smulad

Metod

Blanda ihop lök, grönkål, ägg, betor och mynta i en stor skål. I en annan skål blanda ihop grekisk yoghurt, kärnmjölk, vinäger, olja, salt och peppar. Vispa tills alla ingredienser är väl införlivade. Precis innan servering häll dressingen över salladen och servera garnerad med valnötterna och osten.

Grön sallad i italiensk stil

Ingredienser

4 koppar romansallad - riven, tvättad och torkad

2 koppar riven escarole

2 koppar riven radicchio

2 dl riven röd sallad

1/2 kopp hackad salladslök

1 röd paprika, skivad i ringar

1 grön paprika, skivad i ringar

24 körsbärstomater

1/2 kopp druvkärneolja

1/4 kopp hackad färsk basilika

1/2 kopp balsamvinäger

1/4 kopp citronsaft

salt och peppar efter smak

Metod

Till salladen: Blanda samman romansallad, escarole, rödbladssallad, radicchio, salladslök, körsbärstomater, grön paprika och röd paprika i en skål.

Till dressingen: kombinera basilika, balsamvinäger, druvkärneolja, citronsaft i en liten skål och blanda väl. Krydda med salt och peppar.

Strax före servering häll dressingen på salladen och rör om väl. Servera omedelbart.

Njut av!

Broccolisallad med tranbär

Ingredienser

1/4 kopp balsamvinäger

2 tsk. Dijon senap

2 tsk. lönnsirap

2 vitlöksklyftor, hackade

1 tsk. rivet citronskal

salt och peppar efter smak

1 kopp rapsolja

2, 16 ounce förpackningar broccoli coleslaw mix

1 dl torkade tranbär

1/2 kopp hackad salladslök

1/2 kopp hackade pekannötter

Metod

Häll vinägern i en medelstor skål. Tillsätt dijonsenap, vitlök, citronskal och lönnsirap. Vispa väl och häll gradvis i oljan och vispa tills det blandas. Tillsätt broccolislawen, salladslöken, torkade tranbär och löken i en stor mixerskål.

Ringla dressingen över salladen och rör om väl. Ställ in i kylen och låt stå kallt i en halvtimme. Toppa med pekannötter och servera genast.

Njut av!

Läcker Marconi sallad

Ingredienser

2 koppar okokta armbågsmakaroner

1/2 kopp majonnäs

2 msk. destillerad vit vinäger

1/3 kopp vitt socker

1 msk. och 3/4 tsk. beredd gul senap

3/4 tsk. salt

1/4 tsk. malen svartpeppar

1/2 stor lök, hackad

1 stjälk selleri, hackad

1/2 grön paprika, kärnad och hackad

2 msk. riven morot, valfritt

1 msk. hackad pepparpeppar, valfritt

Metod

Förbered makaronerna enligt tillverkarens instruktioner. Häll av, doppa i kallt vatten och låt rinna av igen. Blanda majonnäs, socker, senap, vinäger, peppar och salt i en stor skål. Tillsätt grön paprika, selleri, pimentos, morot och makaronerna och blanda väl. Kyl över natten innan servering.

Njut av!

Potatis och baconsallad

Ingredienser

1 pund ren, skurad ny röd potatis

3 ägg

1/2 pund bacon

1/2 lök, finhackad

1/2 stjälkselleri, finhackad

1 kopp majonnäs

salt och peppar efter smak

Metod

Koka potatisen i kokande vatten tills den är mjuk. Låt rinna av och svalna i kylen. Hårdkoka äggen i lite kokande vatten, doppa i kallt vatten, skala och hacka. Bryn baconet i en stekpanna. Låt rinna av och smula till mindre bitar.

Skär den kalla potatisen i lagom stora bitar. Blanda alla ingredienser i en stor skål. Servera kyld.

Njut av!

Roquefort salladssallad

Ingredienser

2 huvuden bladsallat, riven i lagom stora bitar

6 päron - skalade, urkärnade och hackade

10 uns Roquefortost, smulad

2 avokado - skalade, urkärnade och tärnade

1 kopp tunt skivad salladslök

1/2 kopp vitt socker

1 kopp pekannötter

2/3 kopp olivolja

1/4 kopp och 2 msk. rödvinsvinäger

1 msk. vitt socker

1 msk. beredd senap

2 vitlöksklyftor, hackade

1 tsk. salt

Nymalen svartpeppar efter smak

Metod

Tillsätt 1/2 kopp sockret med pekannötterna i en stekpanna. Koka på medelvärme tills sockret smält och pekannötterna karamelliseras. Häll långsamt blandningen på ett vaxat papper och svalna. Bryt i bitar och håll åt sidan. Häll olivoljan, rödvinsvinäger, 1 msk. socker, senap, vitlök, peppar och salt i en matberedare och bearbeta tills alla ingredienser är blandade.

Tillsätt alla överblivna ingredienser i en stor salladsskål och häll i dressingen.

Kasta väl för att täcka. Toppa med de karamelliserade pekannötterna och servera.

Njut av!

Tonfisksallad

Ingredienser

2, 7 ounce burkar vit tonfisk, avrunnen och flingad

3/4 kopp majonnäs eller salladsdressing

2 msk. parmesanost

1/4 kopp och 2 msk. söt pickle relish

1/4 tsk. torkade hackade lökflingor

1/2 tsk. Curry pulver

2 msk. torkad persilja

2 tsk. torkat dill ogräs

2 nypor vitlökspulver

Metod

Tillsätt den vita tonfisken, majonnäsen, parmesanen, söt inlagd gurka och löken i en medelstor skål. Blanda väl. Strö över curry, persilja, dillgräs och vitlökspulver och blanda väl. Servera omedelbart.

Njut av!

Antipasto pastasallad

Ingredienser

2 pund snäckskalspasta

1/2 pund Genuasalami, hackad

1/2 pund pepperonikorv, hackad

1 pund Asiago ost, tärnad

2, 6 ounce burkar svarta oliver, avrunna och hackade

2 röd paprika, tärnad

2 st grön paprika, hackad

6 tomater, hackade

2, 0,7 uns paket torr italiensk salladsdressing mix

1-1/2 dl extra virgin olivolja

1/2 kopp balsamvinäger

1/4 kopp torkad oregano

2 msk. torkad persilja

2 msk. riven parmesanost

Salta och mald svartpeppar efter smak

Metod

Koka pastan enligt tillverkarens anvisningar. Häll av och doppa i kallt vatten.

Dränera igen. Tillsätt pasta, pepperoni, salami, svarta oliver, Asiago ost, tomater, röd paprika och grön paprika i en stor skål. Blanda väl. Strö över dressingen och rör om väl. Täck med plastfolie och kyl.

Till dressingen: Häll olivoljan, oregano, balsamvinäger, parmesanost, persilja, peppar och salt i en skål. Vispa väl tills det blandas. Strax innan du serverar, ringla dressingen över salladen och rör om. Servera omedelbart.

Njut av!

Sesampasta kycklingsallad

Ingredienser

1/2 kopp sesamfrön

2, 16 uns paket fluga pasta

1 kopp vegetabilisk olja

2/3 kopp lätt sojasås

2/3 kopp risvinäger

2 tsk. sesamolja

1/4 kopp och 2 msk. vitt socker

1 tsk. mald ingefära

1/2 tsk. malen svartpeppar

6 koppar strimlat, kokt kycklingbröstkött

2/3 kopp hackad färsk koriander

2/3 kopp hackad salladslök

Metod

Rosta sesamfröna lätt i en stekpanna på medelhög värme tills doften fyller köket. Håll åt sidan. Koka pastan enligt tillverkarens anvisningar. Häll av, doppa i kallt vatten och låt rinna av och lägg i en skål. Blanda vegetabilisk olja, risvinäger, sojasås, socker, sesamolja, ingefära, peppar och sesamfrön tills alla ingredienser är införlivade. Häll den förberedda dressingen över pastan och blanda väl tills dressingen täcker pastan. Tillsätt salladslöken, koriandern och kycklingen och blanda väl. Servera omedelbart.

Njut av!

Traditionell potatissallad

Ingredienser

10 potatisar

6 ägg

2 dl hackad selleri

1 dl hackad lök

1 kopp söt inlagd gurka

1/2 tsk. vitlökssalt

1/2 tsk. selleri salt

2 msk. beredd senap

Mald svartpeppar efter smak

1/2 kopp majonnäs

Metod

Koka potatisen i en kastrull med kokande saltat vatten tills den är mjuk, men inte mosig. Häll av vattnet och skala potatisen. Skär i lagom stora bitar.

Hårdkoka äggen och skala och hacka dem. Blanda alla ingredienserna i en stor skål försiktigt. Var inte för grov, annars kommer du att krossa potatisen och äggen. Servera kyld.

Njut av!

Quinoa Tabbouleh

Ingredienser

4 koppar vatten

2 dl quinoa

2 nypor salt

1/2 kopp olivolja

1 tsk. havssalt

1/2 kopp citronsaft

6 tomater, tärnade

2 gurkor, tärnade

4 knippen salladslökar, tärnade

4 morötter, rivna

2 dl färsk persilja, hackad

Metod

Koka upp lite vatten i en kastrull. Tillsätt en nypa salt och quinoan. Täck kastrullen med lock och låt vätskan puttra i ca 15-20 minuter. När den är kokt, ta av värmen och blanda runt med en gaffel för att kyla den snabbare.

Medan quinoan svalnar, lägg resten av ingredienserna i en stor skål. Tillsätt den avsvalnade quinoan och blanda väl. Servera omedelbart.

Njut av!

Fryst sallad

Ingredienser

2 koppar yoghurt

2 dl färsk grädde

1 kopp kokta makaroner

2-3 chili, hackad

3 msk. hackad koriander

3 tsk. socker

Salt att smaka

Metod

Blanda alla ingredienserna i en stor bunke och ställ i kylen över natten.

Servera kyld.

Njut av!

Jordgubbs- och fetasallad

Ingredienser

1/2 kopp strimlad mandel

1 vitlöksklyfta, finhackad

1/2 tsk. honung

1/2 tsk. Dijon senap

2 msk. hallonvinäger

1 msk. balsamvinäger

1 msk. brunt socker

1/2 kopp vegetabilisk olja

1/2 huvud romainesallat, riven

1 dl färska jordgubbar, skivade

1/2 dl smulad fetaost

Metod

Rosta mandeln i en stekpanna på medelhög låga. Håll åt sidan. Blanda honung, vitlök, senap, de två vinäger, vegetabilisk olja och farinsocker i en skål. Blanda alla ingredienser med den rostade mandeln i en stor salladsskål.

Häll upp dressingen precis innan servering, rör om väl och servera direkt.

Njut av!

Svalkande gurksallad

Ingredienser

2 stora gurkor, skurna i ½ tums bitar

1 kopp full fet yoghurt

2 tsk. dill ogräs, finhackad

Salt att smaka

Metod

Vispa yoghurten slät. Tillsätt gurka, dillgräs och salt och blanda väl. Kyl över natten och servera toppat med lite dill.

Njut av!

Färgglad sallad

Ingredienser

2 dl majskärnor, kokta

1 grön paprika, tärnad

1 röd paprika, tärnad

1 gul paprika, tärnad

2 tomater, urkärnade, tärnade

2 potatisar, kokta, tärnade

1 dl citronsaft

2 tsk. torrt mangopulver

Salt att smaka

2 msk. koriander, hackad, till garnering

Metod

Blanda alla ingredienser utom koriandern i en stor mixerskål. Krydda efter smak. Kyl över natten. Toppa med koriander precis innan servering.

Njut av!

Garbanzo bönsallad

Ingredienser

1, 15 uns burk garbanzobönor, avrunna

1 gurka, halverad på längden och skivad

6 körsbärstomater, halverade

1/4 rödlök, hackad

1 vitlöksklyfta, finhackad

1/2, 15 ounce burk svarta oliver, avrunna och hackade

1/2 uns smulad fetaost

1/4 kopp salladsdressing i italiensk stil

1/4 citron, saftad

1/4 tsk. vitlökssalt

1/4 tsk. malen svartpeppar

1 msk. grädde till garnering

Metod

Blanda ihop alla ingredienser i en stor mixerskål och ställ i kylen i minst 3 timmar innan servering.

Kombinera bönor, gurka, tomater, rödlök, vitlök, oliver, ost, salladsdressing, citronsaft, vitlökssalt och peppar. Blanda ihop och ställ i kylen 2 timmar före servering. Servera kyld. Servera toppad med grädden.

Njut av!

Syrig avokado och gurksallad

Ingredienser

4 medelstora gurkor, i tärningar

4 avokado, i tärningar

1/2 kopp hackad färsk koriander

2 vitlöksklyftor, hackade

1/4 kopp hackad salladslök, valfritt

1/2 tsk. salt

svartpeppar efter smak

1/2 stor citron

2 limefrukter

Metod

Blanda alla ingredienser utom limejuicen i en stor mixerskål. Ställ i kylen i minst en timme. Häll limesaften på salladen precis innan servering och servera direkt.

Njut av!

Basilika, fetaost och tomatsallad

Ingredienser

12 roma, plommontomater, tärnade

2 små gurkor - skalade, delas i fjärdedelar på längden och hackade

6 salladslökar, hackade

1/2 kopp färska basilikablad, skurna i tunna strimlor

1/4 kopp och 2 msk. olivolja

1/4 kopp balsamvinäger

1/4 kopp och 2 msk. smulad fetaost

salt och nymalen svartpeppar efter smak

Metod

Blanda alla ingredienserna i en stor salladsskål. Anpassa krydda efter smak och servera direkt.

Njut av!

Pasta och spenatsallad

Ingredienser

1/2, 12 uns paket farfalle pasta

5 uns babyspenat, sköljd och riven i lagom stora bitar

1 uns smulad fetaost med basilika och tomat

1/2 rödlök, hackad

1/2, 15 ounce burk svarta oliver, avrunna och hackade

1/2 kopp salladsdressing i italiensk stil

2 vitlöksklyftor, hackade

1/2 citron, saftad

1/4 tsk. vitlökssalt

1/4 tsk. malen svartpeppar

Metod

Förbered pasta enligt tillverkarens anvisningar. Häll av och doppa i kallt vatten. Låt rinna av igen och lägg i en stor mixerskål. Tillsätt spenat, ost, oliver och rödlök. Kombinera salladsdressingen, citronsaft, vitlök, peppar och vitlökssalt i en annan skål. Vispa tills det blandas. Häll över salladen och servera genast.

Njut av!

Basilika och soltorkad tomat Orzo

Ingredienser

1 kopp okokt orzopasta

1/4 kopp hackade färska basilikablad

2 msk. och 2 tsk. hackade oljepackade soltorkade tomater

1 msk. olivolja

1/4 kopp och 2 msk. riven parmesanost

1/4 tsk. salt

1/4 tsk. malen svartpeppar

Metod

Förbered pasta enligt tillverkarens anvisningar. Häll av och doppa i kallt vatten. Häll av igen och håll åt sidan. Lägg de soltorkade tomaterna och basilikan i en matberedare och mixa tills de är slät. Blanda alla ingredienser i en stor skål och blanda väl. Krydda efter smak. Denna sallad kan serveras i rumstemperatur eller kyld.

Njut av!

Krämig kycklingsallad

Ingredienser

2 dl majonnäs

2 msk. socker, eller mer beroende på majonnäsens sötma

2 tsk. peppar

1 kycklingbröst, utan ben och skinn

1 nypa vitlökspulver

1 nypa lökpulver

1 msk. hackad koriander

Salt att smaka

Metod

Stek kycklingbröstet i pannan tills det är genomstekt. Kyl och skär i lagom stora bitar. Blanda alla ingredienser i en stor skål och blanda väl. Krydda efter smak och servera kyld.

Njut av!

Uppfriskande Green Gram and Yoghurt Challenge

Ingredienser

2 koppar grönt gram

1 dl tjock yoghurt

1 tsk. Chili pulver

2 msk. socker

Salt att smaka

Metod

Koka upp en kastrull med vatten och tillsätt en nypa salt och det gröna grammet. Koka tills nästan klart och låt rinna av. Skölj under kallt vatten och ställ åt sidan. Vispa yoghurten slät. Tillsätt chilipulver, socker och salt och blanda väl. Kyl yoghurten i kylen några timmar. Strax före servering öser du ur det gröna grammet i ett serveringsfat och serverar toppat med den beredda yoghurten. Servera omedelbart.

Njut av!

Avokado och ruccolasallad toppad med smulad fetaost

Ingredienser

1 mogen avokado, tvättad

En näve ruccolablad

1 rosa grapefrukt, frön borttagna

3 msk. balsamvinäger

4 msk. olivolja

1 tsk. senap

½ kopp fetaost, smulad

Metod

Skopa ur den köttiga delen av avokadon och lägg i en skål. Tillsätt balsamvinäger och olivolja och vispa tills det är slätt. Tillsätt resten av ingredienserna förutom fetaosten och rör om väl. Servera toppad med den smulade fetaosten.

Njut av!

Grodd grön gramsallad

Ingredienser

1 kopp gröna gram groddar

1/4 kopp fröad, tärnad gurka

1/4 kopp fröad, hackad tomat

2 msk. och 2 tsk. hackad salladslök

1 msk. hackad färsk koriander

1/4 kopp tunt skivade rädisor, valfritt

1-1/2 tsk. olivolja

1 msk. citron juice

1-1/2 tsk. vitvinsvinäger

3/4 tsk. torkad oregano

1/4 tsk. vitlökspulver

3/4 tsk. Curry pulver

1/4 tsk. torr senap

1/2 nypa salt och peppar efter smak

Metod

Kombinera alla ingredienserna i en stor mixerskål och rör tills alla ingredienser är täckta med oljan. Ställ i kylen några timmar innan servering.

Njut av!

Hälsosam kikärtssallad

Ingredienser

2-1/4 pund kikärter, avrunna

1/4 kopp rödlök, hackad

4 vitlöksklyftor, hackade

2 tomater, hackade

1 dl hackad persilja

1/4 kopp och 2 msk. olivolja

2 msk. citron juice

salt och peppar efter smak

Metod

Blanda alla ingredienser i en stor bunke och blanda väl. Kyl över natten.

Servera kyld.

Njut av!

Bacon och ärtsallad med en ranchdressing

Ingredienser

8 skivor bacon

8 dl vatten

2, 16 uns förpackningar frysta gröna ärtor

2/3 kopp hackad lök

1 kopp Ranchdressing

1 dl riven cheddarost

Metod

Bryn baconet i en stor stekpanna på hög värme. Häll av fettet och smula baconet och håll åt sidan. Koka upp lite vatten i en stor gryta och tillsätt ärtorna. Koka ärtorna i bara en minut och låt rinna av. Doppa i kallt vatten och låt rinna av igen. Kombinera smulad bacon, kokta ärtor, lök, cheddarost och ranchdressing i en stor skål. Rör om väl och ställ i kylen. Servera kyld.

Njut av!

Krispig sparrissallad

Ingredienser

1-1/2 tsk. risvinäger

1/2 tsk. rödvinsvinäger

1/2 tsk. Soja sås

1/2 tsk. vitt socker

1/2 tsk. Dijon senap

1 msk. jordnötsolja

1-1/2 tsk. sesamolja

3/4 pund färsk sparris, putsad och skuren i 2-tums bitar

1-1/2 tsk. sesamfrön

Metod

Tillsätt risvinäger, risvinäger, socker, soja och senap i en liten mixerskål. Häll långsamt i oljorna, medan du kontinuerligt vispar dem, för att emulgera vätskorna tillsammans. Fyll en kastrull med vatten och tillsätt en nypa salt till den. Koka upp. Lägg i sparrisen i vattnet och koka i 5 minuter eller tills den är mjuk men inte mosig. Häll av och doppa i kallt vatten. Låt rinna av igen och lägg i en stor skål. Häll den förberedda dressingen över sparrisen och blanda tills dressingen täcker sparrisen. Toppa med lite sesamfrön och servera genast.

Njut av!

Läcker kycklingsallad

Ingredienser

2 msk. fettfri kycklingbuljong med mindre natrium

1 msk. risvinsvinäger

1/2 msk. Thailändsk fisksås

1/2 msk. sojasås med låg natriumhalt

1/2 msk. vitlök, hackad

1 tsk. socker

1/2 pund kycklingbröst, utan skinn, utan ben, skuren i lagom stora bitar

1/2 msk. jordnötsolja

2 koppar blandad grönsallad

2 msk. färsk basilika, hackad

2 msk. rödlök, tunt skivad

1 msk. torrrostade jordnötter finhackade osaltade

Limeklyftor, valfritt

Metod

Kombinera kycklingbuljong, risvinäger, thailändsk fisksås, sojasås med låg natriumhalt, vitlök och socker i en medelstor skål. Lägg kycklingbitarna i denna marinad och belägg kycklingen i mixen och håll åt sidan i några minuter. Tillsätt oljan i en stor stekpanna och värm på medelvärme. Ta bort kycklingbitarna från marinaden och koka i den uppvärmda pannan i cirka 4-5 minuter eller tills de är helt genomstekta. Häll i marinaden och koka på reducerad låga tills såsen tjocknar. Avlägsna från värme. Blanda ihop gröna, basilika och kyckling i en stor skål och rör om tills det är täckt. Servera salladen toppad med lök och jordnötter med citronklyftor vid sidan av.

Njut av!

Hälsosam grönsak & Soba nudelsallad

Ingredienser

2, 8-ounce paket sobanudlar

2 ½ koppar frysta gröna sojabönor

1 ½ dl morötter, skurna

2/3 kopp salladslök, skivad

4 msk. färsk koriander, hackad

3 tsk. serrano chili, hackad

2 pund räkor, skalade och deveirade

1/2 tsk. salt

1/2 tsk. svartpeppar

Matlagningsspray

2 msk. färskpressad apelsin juice

2 msk. färsk limejuice

1 msk. sojasås med låg natriumhalt

1 msk. mörk sesamolja

1 msk. olivolja

Metod

Koka upp en kastrull med vatten och koka nudlarna i den tills de nästan är klara. Koka sojabönorna i en panna i 1 minut eller tills de är riktigt varma. Ta bort från pannan och låt rinna av. Blanda ihop nudlarna med morötter, lök, koriander och chili. Spraya en stor stekpanna med lite matlagningsspray och värm på medelhög låga. Släng räkorna med salt och peppar. Lägg räkorna i pannan och koka tills de är klara. Tillsätt räkorna i nudelblandningen. Tillsätt apelsinjuicen och de andra ingredienserna i en liten skål och blanda väl. Häll dressingen över nudelmixen och blanda väl tills den är täckt.

Njut av!

Sallads- och vattenkrassesallad med ansjovisdressing

Ingredienser

Klä på sig:

1 kopp vanlig fettfri yoghurt

1/2 kopp majonnäs med reducerad fetthalt

4 msk. hackad färsk platt bladpersilja

6 msk. hackad salladslök

2 msk. hackad färsk gräslök

6 msk. vitvinsvinäger

4 tsk. ansjovispasta

2 tsk. hackad färsk dragon

1/2 tsk. nymalen svartpeppar

1/4 tsk. salt

2 vitlöksklyftor, hackade

Sallad:

16 koppar riven romansallat

2 dl putsad vattenkrasse

3 dl hackat kokt kycklingbröst

4 tomater, var och en skuren i 8 klyftor, cirka 1 pund

4 hårdkokta stora ägg, vardera skurna i 4 klyftor

1 kopp tärnad skalad avokado

1/2 kopp, 1 1/2 uns smulad ädelost

Metod

Lägg alla ingredienser som krävs för dressingen i en matberedare och rör om och mixa tills den är slät. Kyla. Lägg alla ingredienserna till salladen i en stor skål och rör om väl. Häll över dressingen precis innan servering.

Njut av!

Enkel gul sallad

Ingredienser

1 kolv gul majs

Ringla extra virgin olivolja

1 Färsk gul squash

3 färska gula druvtomater

3-4 färska basilikablad

Nypa salt efter smak

Nymalen svartpeppar att strö över

Metod

Skär först av kärnorna från majsen. Skär den färska gula squashen och färska gula druvtomater i skivor. Ta nu en stekpanna och ringla lite olivolja och fräs majsen och squashen tills de är mjuka. Tillsätt alla ingredienser i en skål och smaka av. Kasta och servera.

Njut av!

Citrus och basilika sallad

Ingredienser

Extra virgin olivolja

2 apelsiner, saftade

1 Färsk citronsaft

1 citronskal

1 msk. av honung

Ringla vitvinsvinäger

Nypa salt

2-3 färska basilikablad, hackade

Metod

Ta en stor salladsskål och tillsätt extra jungfruolja, färsk citron och apelsinjuice och blanda väl. Tillsätt sedan citronskal, honung, vitvinsvinäger, färska basilikablad och strö lite salt över dem efter smak. Rör om väl för att blanda. Ställ sedan in i kylen för att kyla och servera.

Njut av!

Enkel pretzel sallad

Ingredienser

1 förpackning kringlor

Salt att strö över

2/3 kopp jordnötsolja

Vitlöks- och örtsalladsdressing, du kan välja salladsdressing efter smak

Metod

Ta en stor blandningspåse. Tillsätt nu kringlorna, jordnötsoljan, blandningen av vitlöks- och örtsalladsdressing eller någon annan salladsdressing. Strö över lite salt för att krydda. Skaka nu påsen väl så att kringlorna blir jämnt belagda. Servera den omedelbart.

Njut av!

Kyckling satay hälsosammare hälsosam sallad Sammies

Ingredienser

1 ½ kroppsvikt tunnskuret fjäderfä olika livsmedel, kotletter

2 msk. vegetabilisk olja

Grillplanering, rekommenderas: BBQ-grill Mates Montreal Meal Seasoning av McCormick eller grov natrium och peppar

3 rundade msk. stort jordnötssmör

3 msk. svarta sojakryddor

1/4 kopp eventuell fruktjuice

2 tsk. varma kryddor

1 citron

1/4 kärnfri gurka, skuren i stavar

1 dl morötter skurna i små bitar

2 koppar salladsblad skurna

4 knapriga rullar, keiser eller högtalare, delade

Metod

Hetta upp en BBQ-grillpanna eller ett stort non-stick-paket. Täck fjäderfän med olja och grillplanering och tillaga 3 minuter på varje sida i 2 omgångar.

Lägg jordnötssmör i en mikrovågssäker form och mjuk upp i mikrovågsugnen på hög i cirka 20 sekunder. Blanda ner soja, fruktjuice, varma kryddor och citronsaft i jordnötssmöret. Kasta fågel med sataykryddor. Blanda de skurna färska grönsakerna. Lägg 1/4 av de färska grönsakerna på smörgåsbröd och toppa med 1/4 satay-fjäderfäblandning.

Ställ upp bullstopparna och bjud in eller slå in för resor.

Njut av!

Cleopatras kycklingsallad

Ingredienser

1½ kycklingbröst

2 msk. extra virgin olivolja

1/4 tsk. krossade röda boostflingor

4 pressade vitlöksklyftor

1/2 kopp torrt vitt vin

1/2 apelsin, saftad

En näve skivad platt bladpersilja

Grovt natrium och svartpeppar

Metod

Värm ett stort non-stick-paket över spisen. Tillsätt extra jungfruolja och värm upp. Tillsätt den pressade boosten, pressade vitlöksklyftor och kycklingbröst. Stek kycklingbrösten tills de är försiktigt bruna på alla sidor, i cirka 5 till 6 minuter. Låt vätskan koka ut och mjuka koka igenom, ca 3 till 4 minuter till, och ta sedan kastrullen från värmen. Pressa färskpressad limejuice över fågel och servera med persiljeboost och salt efter smak. Servera omedelbart.

Njut av!

Thai-vietnamesisk sallad

Ingredienser

3 latinsk sallad, hackad

2 koppar färska grönsaksplantor, valfri sort

1 kopp mycket perfekt skivade daikon eller röda rädisor

2 dl ärtor

8 salladslökar, skivad på bias

½ kärnfri gurka, skivad 1/2 på längden

1 pint gula eller röda druvtomater

1 rödlök, i fjärdedelar och mycket perfekt skivad

1 urval av färska utmärkta resultat i, trimmade

1 urval färsk basilika utfall i, trimmad

2, 2-ounce förpackningar skivade nötsaker, som finns på bakgången

8 stycken mandelrostat bröd eller anisettrostat bröd, skurna i 1-tums bitar

1/4 kopp tamari svart sojasås

2 msk. vegetabilisk olja

4 till 8 tunna skurna fjäderfäkotletter, beroende på storlek

Salt och färsk golvsvartpeppar

1 pund mahi mahi

1 mogen lime

Metod

Blanda alla ingredienserna i en stor bunke och servera kyld.

Njut av!

Jul Cobb sallad

Ingredienser

Nonstick matberedningsspray

2 msk. valnötssirap

2 msk. brunaktigt socker

2 msk. äppelcider

1 pund skinkmjöl, helt färdig, stora tärningar

½ pund fluga korn, kokt

3 msk. skivade härliga gurkor

Bibb sallad

½ kopp skivad rödlök

1 kopp lite tärnad Gouda

3 msk. skivade färska bladpersilja

Vinägrett, formel följer

Marinerade ekologiska bönor:

1 pund ärter, minska, skär i tredjedelar

1 tsk. skivad vitlök

1 tsk. röda boostflingor

2 tsk. extra virgin olivolja

1 tsk. vit vinäger

Nypa salt

Svartpeppar

Metod

Förvärm spisen till 350 grader F. Applicera non-stick matlagningsspray på en ugnsform. I en medelstor skål, rör ihop valnötssirap, brunaktig glukos och äppelcidern. Tillsätt skinkan och blanda väl. Lägg skinkblandningen på ugnsformen och grädda tills den är genomvärmd och skinkan får färg, cirka 20 till 25 minuter. Ta ut ur ugnen och ställ åt sidan.

Tillsätt spannmål, gurkor och persilja i skålen med vinägretten och rör om så att det täcker. Klä ett stort erbjudande med Bibb-sallat och tillsätt säden. Ordna rödlöken, Gouda, marinerade ärtor och färdig skinka i rader ovanpå säden. Tjäna.

Njut av!

Grön potatissallad

Ingredienser

7 till 8 salladslökar, rengjorda, torkade och skurna i föremål, gröna och vita delar

1 litet urval gräslök, skivad

1 tsk. Kosher salt

Nymalen vitpeppar

2 msk. vatten

8 msk. extra virgin olivolja

2 kroppsvikt röd bliss selleri, tvättad

3 lagerblad

6 msk. svart vinäger

2 schalottenlök, skalade, i fjärdedelar på längden, tunna skivor

2 msk. slät dijonsenap

1 msk. skivad kapris

1 tsk. kapris vätska

1 litet gäng dragon, hackad

Metod

I en mixer, blanda ihop salladslöken och gräslöken. Smaka av med salt efter smak. Tillsätt vatten och blanda. Häll 5 msk. av extra virgin olivoljan genom toppen av mixern i en sakta och mixa tills den är slät. Koka upp sellerin i en kastrull med vatten och sänk värmen och låt sjuda. Krydda vattnet med en touch av salt och lägg i lagerblad. Sjud sellerin tills de är mjuka när de sticks igenom med spetsen på ett blad, cirka 20 minuter.

Rör ihop svartvinäger, schalottenlök, senap, kapris och dragon i en form som är tillräckligt stor för att rymma sellerin. Blanda i den återstående extra jungfruoljan. Häll av sellerin och släng lagerbladen.

Lägg sellerin i formen och mal dem försiktigt med pinnarna på en gaffel.

Krydda försiktigt med boost och natrium och släng dem väl. Avsluta med att tillsätta salladslöken och extra virgin olivolja. Blanda väl. Håll uppvärmd i 70 grader fram till servering.

Njut av!

Bränd majssallad

Ingredienser

3 majskolvar

1/2 kopp skivad lök

1/2 kopp skivad paprika

1/2 kopp skivade tomater

Salt att smaka

Till salladsdressingen

2 msk. Olivolja

2 msk. Citron juice

2 tsk. Chili pulver

Metod

Majskolvarna ska rostas på medelvärme tills de är lätt brända. Efter att ha rostat dem ska majskolvarnas kärnor tas bort med hjälp av en kniv. Ta nu en skål och blanda kärnorna, hackad lök, paprika och tomater med salt och håll sedan skålen åt sidan. Förbered nu dressingen av salladen genom att blanda olivolja, citronsaft och chilipulver och kyl sedan den. Innan servering häller du dressingen över salladen och serverar sedan.

Njut av!

Kål och druvsallad

Ingredienser

2 kål, strimlad

2 koppar halverade gröna druvor

1/2 dl finhackad koriander

2 gröna chili, hackade

Olivolja

2 msk. Citron juice

2 tsk. Florsocker

Salta och peppra, efter smak

Metod

För att förbereda salladsdressingen ta olivoljan, citronsaften med sockret och salt och peppar i en skål och blanda dem väl och ställ sedan i kylen. Ta nu resten av ingredienserna i en annan skål, blanda väl och håll åt sidan.

Innan du serverar salladen, tillsätt den kylda salladsdressingen och blanda dem försiktigt.

Njut av!

Citrussallad

Ingredienser

1 kopp fullkornspasta, kokt

1/2 kopp skivad paprika

1/2 kopp morötter, blancherade och hackade

1 salladslök, strimlad

1/2 kopp apelsiner, skurna i segment

1/2 kopp söt lime segment

1 kopp böngroddar

1 kopp ostmassa, låg fetthalt

2-3 msk. av myntablad

1 tsk. Senapspulver

2 msk. Florsocker

Salt att smaka

Metod

För att förbereda dressingen, tillsätt kvarg, myntablad, senapspulver, socker och salt i en skål och blanda dem väl tills sockret löst sig. Blanda resten av ingredienserna i en annan skål och låt den sedan vila. Före servering tillsätt dressingen i salladen och servera kyld.

Njut av!

Frukt och salladssallad

Ingredienser

2-3 salladsblad, rivna i bitar

1 papaya, hackad

½ kopp vindruvor

2 apelsiner

½ kopp jordgubbar

1 vattenmelon

2 msk. Citron juice

1 msk. Honung

1 tsk. Röda chiliflakes

Metod

Ta citronsaft, honung och chiliflakes i en skål och blanda dem väl och håll sedan åt sidan. Ta nu resten av ingredienserna i en annan skål och blanda dem väl. Före servering, tillsätt dressingen i salladen och servera genast.

Njut av!

Äpple och salladssallad

Ingredienser

1/2 kopp myskmelonpuré

1 tsk. Kumminfrön, rostade

1 tsk. Koriander

Salta och peppra efter smak

2-3 sallad, riven i bitar

1 kål, strimlad

1 morot, riven

1 paprika, skuren i tärningar

2 msk. Citron juice

½ kopp druvor, hackade

2 äpplen, hackade

2 salladslökar, hackade

Metod

Ta upp kål, sallad, rivna morötter och paprika i en kastrull och täck dem med kallt vatten och låt dem koka upp och koka dem tills de är kokta knapriga, detta kan ta upp till 30 minuter. Töm dem nu och bind dem i en duk och kyl dem. Nu ska äpplena tas med citronsaften i en skål och kyla. Ta nu resten av ingredienserna i en skål och blanda dem ordentligt. Servera genast salladen.

Njut av!

Bön- och paprikasallad

Ingredienser

1 kopp Kidneybönor, kokta

1 kopp Kikärter, blötlagda och kokta

Olivolja

2 lökar, hackade

1 tsk. Koriander, hackad

1 paprika

2 msk. Citron juice

1 tsk. Chili pulver

Salt

Metod

Paprikan ska genomborras med gaffel och sedan pensla olja i dem och sedan rosta dem på låg värme. Doppa nu paprikan i kallt vatten och sedan ska det brända skalet tas bort och sedan skära dem i skivor. Blanda resten av ingredienserna med paprikan och blanda dem sedan väl. Innan du serverar den, kyl den i en timme eller mer.

Njut av!!

Morot och dadlar sallad

Ingredienser

1 ½ kopp morot, riven

1 salladshuvud

2 msk. av mandel, rostad och hackad

Honungs- och citrondressing

Metod

Ta de rivna morötterna i en kastrull med kallt vatten och håll det i cirka 10 minuter, låt det sedan rinna av. Nu ska samma sak upprepas med salladshuvudet. Ta nu morötter och sallad med övriga ingredienser i en skål och kyl innan servering. Servera salladen genom att strö den rostade och hackade mandeln över.

Njut av!!

Krämig peppardressing till sallad

Ingredienser

2 koppar majonnäs

1/2 kopp mjölk

Vatten

2 msk. Cider vinäger

2 msk. Citron juice

2 msk. parmesanost

Salt

En skvätt varm pepparsås

En skvätt Worcestershiresås

Metod

Ta en stor skål och ta alla ingredienserna i den och blanda dem väl så att ingen klump hittas. När blandningen fått sin önskade krämiga konsistens, häll den i din färska frukt- och grönsakssallad och sedan är salladen med salladsdressingen redo att serveras. Denna krämiga och syrliga dressing av peppar är inte bara bra till sallader utan kan även serveras till kyckling, hamburgare och smörgåsar.

Njut av!

Hawaiiansk sallad

Ingredienser

För apelsindressing

En matsked. av majsmjöl

Om en kopp apelsin squash

1/2 kopp apelsinjuice

Kanelpulver

Till salladen

5-6 salladsblad

1 ananas, skuren i tärningar

2 bananer, skurna i bitar

1 gurka, skuren i tärningar

2 Tomater

2 apelsiner, skurna i segment

4 svarta dadlar

Salt att smaka

Metod

För att förbereda salladsdressingen, ta en skål och blanda majsmjölet i apelsinjuicen och tillsätt sedan apelsinsquashen i skålen och koka tills dressingens konsistens tjocknar. Sedan ska kanelpulvret och chilipulvret tillsättas i skålen och sedan kylas i några timmar. Förbered sedan salladen, ta salladsbladen i en skål och täck den med vatten i cirka 15 minuter. Nu ska de skivade tomaterna tas till en skål med ananasbitar, äpple, banan, gurka och segmenten av apelsiner i med salt efter smak och blanda väl. Lägg det nu till salladsbladen och häll sedan den kylda dressingen över salladen, innan servering.

Njut av!!

Bränd majssallad

Ingredienser

Ett paket majskolvar

1/2 kopp skivad lök

1/2 kopp skivad paprika

1/2 kopp skivade tomater

Salt att smaka

Till salladsdressingen

Olivolja

Citron juice

Chili pulver

Metod

Majskolvarna ska rostas på medelvärme tills de är lätt brända, efter rostningen ska majskolvarnas kärnor tas bort med hjälp av en kniv. Ta nu en skål och blanda kärnorna, hackad lök, paprika och tomater med salt och håll sedan skålen åt sidan. Förbered nu dressingen av salladen genom att blanda olivolja, citronsaft och chilipulver och kyl sedan den. Innan servering häller du dressingen över salladen och serverar sedan.

Njut av!

Kål och druvsallad

Ingredienser

1 Kålhuvud, strimlad

Cirka 2 koppar halverade gröna druvor

1/2 kopp finhackad koriander

3 gröna chili, hackade

Olivolja

Citronsaft, efter smak

Florsocker, efter smak

Salta och peppra, efter smak

Metod

För att förbereda salladsdressingen ta olivoljan, citronsaften med sockret och salt och peppar i en skål och blanda dem väl och ställ sedan i kylen. Ta nu resten av ingredienserna i en annan skål och håll den åt sidan. Innan du serverar salladen, tillsätt den kylda salladsdressingen och blanda dem försiktigt.

Njut av!!

Citrussallad

Ingredienser

Ungefär en kopp fullkornspasta, kokt

1/2 kopp skivad paprika

1/2 kopp morötter, blancherade och hackade

Vårlök. Strimlad

1/2 kopp apelsiner, skurna i segment

1/2 kopp söta limesegment

En kopp böngroddar

Om en kopp ostmassa med låg fetthalt

2-3 msk. av myntablad

Senapspulver, efter smak

Pudersocker, efter smak

Salt

Metod

För att förbereda dressingen, tillsätt ostmassan, myntabladen, senapspulver, socker och salt i en skål och blanda dem väl. Blanda nu resten av ingredienserna i en annan skål och håll den sedan åt sidan för att vila.

Innan servering lägg till dressingen i salladen och servera kyld.

Njut av!!

Frukt och salladssallad

Ingredienser

4 salladsblad, rivna i bitar

1 papaya, hackad

1 kopp vindruvor

2 apelsiner

1 kopp jordgubbar

1 vattenmelon

½ kopp citronsaft

1 tsk. Honung

1 tsk. Röda chiliflakes

Metod

Ta citronsaft, honung och chiliflakes i en skål och blanda dem väl och håll sedan åt sidan. Ta nu resten av ingredienserna i en annan skål och blanda dem väl. Före servering, lägg till dressingen i salladen.

Njut av!

Curry kycklingsallad

Ingredienser

2 skinnfria, benfria kycklingbröst, kokta och skurna i halvor

3 - 4 stjälkar selleri, hackade

1/2 kopp majonnäs, låg fetthalt

2-3 tsk. av currypulver

Metod

Ta de kokta benfria, skinnfria kycklingbrösten med, resten av ingredienserna, selleri, majonnäs med låg fetthalt, currypulver i en medelstor skål och blanda dem ordentligt. Därför är detta läckra och enkla recept redo att serveras. Denna sallad kan användas som fyllning av smörgås med sallad över brödet.

Njut av!!

Jordgubbsspenatsallad

Ingredienser

2 tsk. sesamfrön

2 tsk. Vallmofrön

2 tsk. vitt socker

Olivolja

2 tsk. Paprika

2 tsk. vit vinäger

2 tsk. Worcestershire sås

Lök, finhackad

Spenat, sköljd och riven i bitar

En liter jordgubbar, hackade i bitar

Mindre än en kopp mandel, försilvrad och blancherad

Metod

Ta en medelstor skål; blanda vallmofrön, sesamfrön, socker, olivolja, vinäger och paprika tillsammans med Worcestershiresås och lök. Blanda dem ordentligt och täck den och frys den sedan minst en timme. Ta en annan skål och blanda ihop spenaten, jordgubbarna och mandeln och häll sedan i örtblandningen och kyl sedan salladen innan servering i minst 15 minuter.

Njut av!

Söt restaurangslaw

Ingredienser

En 16 ounce påse coleslaw mix

1 lök, tärnad

Mindre än en kopp krämig salladsdressing

Vegetabilisk olja

1/2 kopp vitt socker

Salt

Vallmofrön

vit vinäger

Metod

Ta en stor skål; blanda coleslawmixen och löken tillsammans. Ta nu en annan skål och blanda ihop salladsdressingen, vegetabilisk olja, vinäger, socker, salt och vallmofrön. Efter att ha blandat dem väl, tillsätt blandningen till coleslawmixen och belägg väl. Innan du serverar den läckra salladen, kyl den i minst en timme eller två.

Njut av!

Klassisk makaronsallad

Ingredienser

4 koppar armbågsmakaroner, okokta

1 kopp majonnäs

Mindre än en kopp destillerad vit vinäger

1 kopp vitt socker

1 tsk. Gul senap

Salt

Svartpeppar, mald

En stor lök, finhackad

Ungefär en kopp morötter, rivna

2-3 stjälkar selleri

2 st pimentpeppar, hackad

Metod

Ta en stor gryta och ta saltat vatten i den och låt koka upp, tillsätt makaronerna och koka dem och låt dem svalna i cirka 10 minuter och låt dem sedan rinna av. Ta nu en stor skål och tillsätt vinäger, majonnäs, socker, vinäger, senap, salt och peppar och blanda dem väl. När du har blandat väl, tillsätt selleri, grön paprika, pimentpeppar, morötter och makaroner och blanda dem igen. Efter att alla ingredienser har blandats väl, låt den stå i kylen i minst 4-5 timmar innan du serverar den läckra salladen.

Njut av!

Roquefort päronsallad

Ingredienser

Sallad, riven i bitar

Ca 3-4 päron, skalade och hackade

En burk Roquefortost, strimlad eller smulad

Salladslök, skivad

Ungefär en kopp vitt socker

1/2 burk pekannötter

Olivolja

2 tsk. rödvinsvinäger

Senap, efter smak

En vitlöksklyfta

Salt och svartpeppar, efter smak

Metod

Ta en kastrull och värm olja på medelhög värme, rör sedan om sockret med pekannötterna i och håll dem under omrörning tills sockret har smält och pekannötterna har karamelliserats, och låt dem sedan svalna. Ta nu en annan skål och tillsätt olja, vinäger, socker, senap, vitlök, salt och svartpeppar och blanda dem väl. Blanda nu sallad, päron och ädelost, avokado och salladslök i en skål och tillsätt sedan dressingblandningen och strö sedan över de karamelliserade pekannötterna och servera.

Njut av!!

Barbies tonfisksallad

Ingredienser

En burk vit tonfisk

½ kopp majonnäs

En matsked. av parmesanost

Söt pickle, efter smak

Lökflingor, efter smak

Currypulver, efter smak

Torkad persilja, efter smak

Dill ogräs, torkat, efter smak

Vitlökspulver, efter smak

Metod

Ta en skål och tillsätt alla ingredienser till den och blanda väl. Innan servering, låt dem svalna i en timme.

Njut av!!

Holiday kycklingsallad

Ingredienser

1 pund Kycklingkött, kokt

En kopp majonnäs

En tsk. av paprika

Cirka två koppar tranbär, torkade

2 salladslökar, fint hackade

2 gröna paprikor, hackade

En kopp pekannötter, hackade

Salt och svartpeppar, efter smak

Metod

Ta en medelstor skål, blanda majonnäsen, paprikan och krydda dem sedan efter smak och tillsätt salt om det behövs. Ta nu tranbär, selleri, paprika, lök och nötter och blanda dem väl. Nu ska den kokta kycklingen tillsättas och blanda dem sedan igen väl. Krydda dem efter smak och tillsätt sedan mald svartpeppar om det behövs. Innan servering låt den svalna i minst en timme.

Njut av!!

Mexikansk bönsallad

Ingredienser

En burk svarta bönor

En burk kidneybönor

En burk cannellinibönor

2 gröna paprikor, hackade

2 röda paprika

Ett paket frysta majskärnor

1 Rödlök, finhackad

Olivolja

1 msk. rödvinsvinäger

½ kopp citronsaft

Salt

1 Vitlök, mosad

1 msk. Koriander

1 tsk. Kummin, mald

Svartpeppar

1 tsk. Pepparsås

1 tsk. Chili pulver

Metod

Ta en skål och blanda ihop bönorna, paprikan, fryst majs och rödlök. Ta nu en annan liten skål, blanda olja, rödvinsvinäger, citronsaft, koriander, spiskummin, svartpeppar och smaka av och tillsätt den heta såsen med chilipulvret. Häll dressingmixen till den och blanda väl. Innan servering, låt dem svalna i ungefär en timme eller två.

Njut av!!

Bacon ranch pastasallad

Ingredienser

En burk okokt trefärgad rotinipasta

9-10 skivor bacon

En kopp majonnäs

Salladsdressing mix

1 tsk. Vitlökspulver

1 tsk. Vitlökspeppar

1/2 kopp mjölk

1 tomat, hackad

En burk svarta oliver

En kopp cheddarost, strimlad

Metod

Ta saltat vatten i en kastrull och låt koka upp. Koka pastan i den tills den mjuknar i ca 8 minuter. Ta nu en kastrull och hetta upp oljan i en panna och koka baconen i den och när den är tillaga häll av den och hacka den sedan. Ta en annan skål och tillsätt de återstående ingredienserna till den och tillsätt den sedan med pastan och baconen. Servera när den är ordentligt blandad.

Njut av!!

Potatissallad med röd skal

Ingredienser

4 Ny röd potatis, rensad och skurad

2 ägg

Ett halvt kilo bacon

Lök, finhackad

En stjälk selleri, hackad

Ca 2 koppar majonnäs

Salta och peppra, efter smak

Metod

Ta saltat vatten i en kastrull och låt det koka upp och tillsätt sedan färskpotatisen i grytan och koka den i cirka 15 minuter, tills den är mjuk. Häll sedan av potatisen och låt den svalna. Ta nu äggen i en kastrull och täck den med kallt vatten och låt sedan vattnet koka upp och ta sedan kastrullen från värmen och håll den sedan åt sidan. Koka nu baconen och låt dem rinna av och ställ dem vid sidan av. Tillsätt nu och ingredienserna med potatis och bacon och blanda väl. Kyl den och servera.

Njut av!!

Svarta bönor och couscoussallad

Ingredienser

En kopp couscous, okokt

Cirka två koppar kycklingbuljong

Olivolja

2-3 msk. Limejuice

2-3 msk. rödvinsvinäger

Kummin

2 salladslökar, hackade

1 röd paprika, hackad

Koriander, nyhackad

En kopp frysta majskärnor

Två burkar svarta bönor

Salta och peppra, efter smak

Metod

Koka upp kycklingbuljongen och rör sedan om couscousen och koka den genom att täcka pannan och låt den stå åt sidan. Blanda nu olivolja, limejuice, vinäger och spiskummin och tillsätt sedan lök, peppar, koriander, majs, bönor och täck det. Blanda nu alla ingredienser och låt det sedan svalna i några timmar innan servering.

Njut av!!

Grekisk kycklingsallad

Ingredienser

2 koppar kycklingkött, kokt

1/2 kopp morötter, skivade

1/2 kopp gurka

Ungefär en kopp svarta oliver, hackade

Ungefär en kopp fetaost, strimlad eller smulad

Salladsdressing i italiensk stil

Metod

Ta en stor skål, ta den kokta kycklingen, morötterna, gurkan, oliverna och osten och blanda dem väl. Tillsätt nu salladsdressingen och blanda dem väl igen. Kyl nu skålen genom att täcka den. Servera när den är kall.

Njut av!!

Fin kycklingsallad

Ingredienser

½ kopp majonnäs

2 msk. Cider vinäger

1 Vitlök, finhackad

1 tsk. Färsk dill, finhackad

Ett halvt kilo kokta kycklingbröst utan skinn och ben

½ kopp fetaost, strimlad

1 röd paprika

Metod

Majonnäsen, vinägern, vitlöken och dillen ska blandas väl och förvaras i kylen i minst 6-7 timmar eller över natten. Nu ska kycklingen, paprikan och osten blandas med det och sedan låta det svalna i några timmar och sedan servera det hälsosamma och läckra receptet på sallad.

Njut av!!

Fruktig curry kycklingsallad

Ingredienser

4-5 kycklingbröst, kokta

En stjälk selleri, hackad

Gröna lökar

Om en kopp gyllene russin

Äpple, skalat och skivat

Pekannötter, rostade

Gröna druvor, urkärnade och halverade

Curry pulver

En kopp magonnäs med låg fetthalt

Metod

Ta en stor skål och ta alla ingredienser, som selleri, lök, russin, skivade äpplen, rostade pekannötter, kärnfria gröna druvor med currypulver och majonnäs till det och blanda dem väl. När de kombinerats väl med varandra, låt dem vila några minuter och servera sedan den goda och nyttiga kycklingsalladen.

Njut av!!

Underbar kycklingcurrysallad

Ingredienser

Ca 4-5 skinn- och benfria kycklingbröst, skurna i halvor

En kopp majonnäs

Om en kopp chutney

En tsk. av currypulver

Ungefär en tsk. av peppar

Pekannötter, ungefär en kopp, hackade

En kopp druvor, urkärnade och halverade

1/2 kopp lök, finhackad

Metod

Ta en stor panna, koka kycklingbrösten i den i cirka 10 minuter och när den är tillagad, riv den i bitar med hjälp av en gaffel. Häll sedan av dem och låt svalna. Ta nu en annan skål och tillsätt majonnäs, chutney, currypulver och peppar och blanda sedan ihop. Rör sedan ner de kokta och rivna kycklingbrösten i mixen och häll sedan pekannötter, curry och peppar i den. Innan servering, kyl salladen i några timmar. Denna sallad är ett perfekt val för hamburgare och smörgåsar.

Njut av!

Kryddig morotssallad

Ingredienser

2 morötter, hackade

1 Vitlök, finhackad

Ungefär en kopp vatten 2-3 msk. Citron juice

Olivolja

Salt att smaka

Peppar, efter smak

Röd paprikaflingor

Persilja, färsk och hackad

Metod

Ta morötterna till mikrovågsugnen och koka i några minuter med hackad vitlök och vatten. Ta ut den ur mikron när moroten är kokt och mjuk. Häll sedan av morötterna och ställ åt sidan. Nu ska citronsaft, olivolja, pepparflingor, salt och persilja tillsättas i skålen med morötter och blanda dem väl. Låt den svalna i några timmar och sedan är den kryddiga läckra salladen redo att serveras.

Njut av!!

Asiatisk äppelslaw

Ingredienser

2-3 tsk. Risvinäger 2-3 msk. Limejuice

Salt att smaka

Socker

1 tsk. Fisksås

1 Julienned jicama

1 äpple, hackat

2 salladslökar, fint hackade

Mynta

Metod

Risvinäger, salt, socker, limejuice och fisksåsen ska blandas ordentligt i en medelstor skål. När de är blandade ordentligt ska de juliennedslagna jicamas slängas med de hackade äpplena i skålen och blanda dem väl. Sedan ska salladskotletterna och myntan tillsättas och blandas. Innan du serverar salladen med din smörgås eller hamburgare, låt den svalna en stund.

Njut av!!

Squash och orzosallad

Ingredienser

1 Zucchini

2 salladslökar, hackade

1 gul squash

Olivolja

En burk kokt orzo

Dill

Persilja

½ kopp getost, strimlad

Peppar och salt, efter smak

Metod

Zucchinin, hackad salladslök med den gula squashen ska fräsas i olivolja på medelvärme. Dessa ska kokas i några minuter tills de är mjuka. Överför dem nu till en skål och tippa den kokta orzon i skålen, med persilja, riven getost, dill, salt och peppar och blanda sedan igen. Innan du serverar rätten, kyl salladen i några timmar.

Njut av!!

Sallad med vattenkrasse-frukt

Ingredienser

1 vattenmelon, skuren i tärningar

2 persikor, skurna i klyftor

1 gäng vattenkrasse

Olivolja

½ kopp citronsaft

Salt att smaka

Peppar, efter smak

Metod

Tärningarna av vattenmelon och klyftorna av persikor ska slängas tillsammans med vattenkrasse i en medelstor skål och strö sedan olivoljan över med limesaften. Krydda dem sedan efter smak och tillsätt eventuellt salt och peppar efter smak. När alla ingredienser är lätta och ordentligt blandade, håll den åt sidan eller så kan den också förvaras i kylen i några timmar och sedan är den läckra smaken men ändå nyttiga fruktsalladen redo att serveras.

Njut av!!

Caesarsallad

Ingredienser

3 vitlöksklyftor, hackade

3 Ansjovis

½ kopp citronsaft

1 tsk. Worcestershire sås

Olivolja

En äggula

1 huvud Romaine

½ kopp parmesanost, strimlad

Krutonger

Metod

De hackade vitlöksklyftorna med ansjovis och citronsaft ska mosas, sedan tillsätts Worcestershiresåsen med salt, peppar och äggula och blanda sedan igen tills den är slät. Denna blandning ska göras med hjälp av en mixer på långsam inställning, nu ska olivoljan tillsättas långsamt och gradvis med den och sedan slängas romainen i den. Sedan ska blandningen stå åt sidan en stund. Servera salladen med topping av parmesanost och krutonger.

Njut av!!

Kyckling mango sallad

Ingredienser

2 kycklingbröst, benfria, skurna i bitar

Mesclun greener

2 mango, skuren i tärningar

¼ kopp citronsaft

1 tsk. Ingefära, riven

2 tsk. Honung

Olivolja

Metod

Citronsaften och honungen ska vispas i en skål och tillsätt sedan riven ingefära och tillsätt även olivoljan. Efter att ha blandat ihop ingredienserna i skålen väl, håll den åt sidan. Sedan ska kycklingen grillas och sedan låta den svalna, och efter kylning river den kycklingen i bitvänliga tärningar. Ta sedan upp kycklingen i skålen och blanda den väl med grönsakerna och mangon. Efter att ha blandat alla ingredienser väl, låt den svalna och servera sedan den läckra och intressanta salladen.

Njut av!!

Apelsinsallad med mozzarella

Ingredienser

2-3 apelsiner, skurna i skivor

Mozzarella

Färska basilikablad, rivna i bitar

Olivolja

Salt att smaka

Peppar, efter smak

Metod

Mozzarellan och apelsinskivorna ska blandas ihop med de färska rivna bladen av basilika. Efter att ha blandat dem väl, strö olivoljan över blandningen och krydda efter smak. Tillsätt sedan vid behov salt och peppar efter smak. Innan du serverar salladen, låt salladen svalna i några timmar då detta ger salladen rätt smaker.

Njut av!!

Tre-bönor sallad

Ingredienser

1/2 kopp cidervinäger

Ungefär en kopp socker

En kopp vegetabilisk olja

Salt att smaka

½ kopp gröna bönor

½ kopp vaxbönor

½ kopp Kidneybönor

2 rödlökar, fint hackade

Salta och peppra, efter smak

Persiljelöv

Metod

Cidervinägern med vegetabilisk olja, socker och salt ska tas i en kastrull och koka upp, tillsätt sedan bönorna med den skivade rödlöken och marinera den i minst en timme. Efter en timme, smaka av saltet, tillsätt salt och peppar om det behövs och servera sedan med den färska persiljan.

Njut av!!

Miso tofu sallad

Ingredienser

1 tsk. Ingefära, finhackad

3-4 msk. av miso

Vatten

1 msk. av risvinsvinäger

1 tsk. Soja sås

1 tsk. Chilipasta

1/2 kopp jordnötsolja

En babyspenat, hackad

½ kopp tofu, skuren i bitar

Metod

Den hackade ingefäran ska mosas med miso, vatten, risvinäger, sojasås och chilipasta. Sedan ska denna blandning blandas med en halv kopp jordnötsolja. När de är ordentligt blandade, tillsätt tofun i tärningar och den hackade spenaten. Kyl & servera.

Njut av!!

Japansk rädisasallad

Ingredienser

1 vattenmelon, skuren i skivor

1 Rädisa, skivad

1 salladslök

1 gäng babygrönt

Mirin

1 tsk. Risvinäger

1 tsk. Soja sås

1 tsk. Ingefära, riven

Salt

sesamolja

Vegetabilisk olja

Metod

Ta vattenmelonen, rädisan med salladslöken och grönt i en skål och håll det åt sidan. Ta nu en annan skål, tillsätt mirin, vinäger, salt, riven ingefära, sojasås med sesamoljan och den vegetabiliska oljan och blanda dem sedan väl. När ingredienserna i skålen blandas väl, fördela denna blandning över skålen med vattenmeloner och rädisor. Således är den intressanta men mycket läckra salladen redo att serveras.

Njut av!!

Sydvästra Cobb

Ingredienser

1 kopp majonnäs

1 kopp kärnmjölk

1 tsk. Varm Worcestershiresås

1 tsk. Koriander

3 salladslökar

1 msk. apelsinzest

1 Vitlök, finhackad

1 huvud Romaine

1 avokado, tärnad

Jicama

½ kopp skarp ost, strimlad eller smulad

2 apelsiner, skurna i bitar

Salt att smaka

Metod

Majonnäsen och kärnmjölken ska mosas med den varma Worcestershiresåsen, salladslök, apelsinskal, koriander, hackad vitlök och salt. Ta nu en annan skål och släng romaine, avokadon och jicamas med apelsiner och den rivna osten. Häll nu purén av kärnmjölken över skålen med apelsiner och håll den åt sidan, innan servering, så att rätt smak av salladen erhålls.

Njut av!!

Pasta Caprese

Ingredienser

1 paket Fusilli

1 kopp mozzarella, tärnad

2 tomater, kärnade ur och hackade

Färska blad av basilika

¼ kopp pinjenötter, rostade

1 Vitlök, finhackad

Salta och peppra, efter smak

Metod

Fusillien ska kokas enligt anvisningarna och ska sedan förvaras åt sidan för att svalna. När den har svalnat, blanda den med mozzarella, tomater, rostade pinjenötter, hackad vitlök och basilikablad och krydda efter smak och tillsätt salt och peppar, om det behövs, efter smak. Ställ hela blandningen av salladen åt sidan för att svalna och servera den sedan till dina smörgåsar eller hamburgare eller någon av dina måltider.

Njut av!!

Rökt-öringssallad

Ingredienser

2 msk. Cider vinäger

Olivolja

2 schalottenlök, hackad

1 tsk. Pepparrot

1 tsk. Dijon senap

1 tsk. Honung

Salta och peppra, efter smak

1 burk Rökt öring, flingad

2 äpplen, skurna i skivor

2 rödbetor, skivade

Ruccola

Metod

Ta en stor skål och släng i den den flingade rökta öringen med äpplen, rödbetor och ruccola och håll sedan skålen åt sidan. Ta nu en annan skål och blanda cidervinäger, olivolja, pepparrot, hackad schalottenlök, honung och dijonsenap och krydda sedan blandningen efter smak och tillsätt sedan vid behov salt och peppar, efter din smak. Ta nu denna blandning och häll över skålen med julienned äpplen och blanda väl och servera sedan salladen.

Njut av!!

Äggsallad med bönor

Ingredienser

1 kopp gröna bönor, blancherade

2 Rädisor, skivade

2 ägg

Olivolja

Salta och peppra, efter smak

Metod

Äggen ska mangoldkokas först och sedan blandas med de blancherade haricots verts, skivade rädisor. Blanda dem väl och strö sedan över dem olivolja och tillsätt salt och peppar efter smak. När alla ingredienser har blandats ordentligt, håll det åt sidan och låt dem svalna. När mixen svalnat är salladen klar att serveras.

Njut av!!

Ambrosia sallad

Ingredienser

1 dl kokosmjölk

2-3 skivor apelsinskal

Några droppar vanilj essens

1 kopp druvor, skivade

2 mandariner, skivade

2 äpplen, skurna i skivor

1 kokos, riven och rostad

10-12 Valnötter, krossade

Metod

Ta en medelstor skål och blanda kokosmjölken, apelsinskalet med vaniljessens. Tillsätt den skivade mandarinen med de skivade äpplena och druvorna när du har viskat ordentligt. Efter att ha blandat alla ingredienser ordentligt, kyl den i en timme eller två, innan du serverar den läckra salladen. När salladen svalnat serverar du salladen med smörgås eller hamburgare.

Njut av!!

Klyftad sallad

Ingredienser

En kopp majonnäs

En kopp ädelost

1/2 kopp kärnmjölk

En schalottenlök

Citronskal

Worcestershire sås

Färska blad av persilja

Isbergsklyftor

1 ägg, hårdkokt

1 kopp Bacon, smulad

Salta och peppra, efter smak

Metod

Majonnäsen med ädelost, kärnmjölk, schalottenlök, sås, citronskal och persilja ska mosas. Efter att ha gjort purén, krydda den efter smak och tillsätt eventuellt salt och peppar efter smak. Ta nu en annan skål och släng ner isbergsklyftorna i skålen med äggmimosan, för att få äggmimosan att färga de hårdkokta äggen genom silen. Häll nu majopurén över skålen med klyftor och mimosa och blanda sedan väl. Salladen ska serveras genom att det färska baconet breds över.

Njut av!!

Spansk pimiento sallad

Ingredienser

3 salladslökar

4-5 Oliver

2 Pimientos

2 msk. Sherryvinäger

1 huvud paprika, rökt

1 huvud Romaine

1 näve mandel

En vitlöksklytta

Brödskivor

Metod

Salladslöken ska grillas och ska sedan hackas i bitar. Ta nu en annan skål och släng ner pimientos och oliver i den med mandel, rökt paprika, vinäger, roman och den grillade och hackade salladslöken. Blanda ingredienserna till skålen ordentligt och håll det åt sidan. Nu ska brödskivorna grillas och vid grillning ska vitlöksklyftorna gnidas över skivorna och häll sedan blandningen av pimientos över de grillade bröden.

Njut av!!

Mimosasallad

Ingredienser

2 ägg, hårdkokta

½ kopp smör

1 huvud sallad

Vinäger

Olivolja

Örter, hackade

Metod

Ta en medelstor skål och blanda sallad, smör med vinäger, olivolja och de hackade örterna. Efter att ha blandat ihop ingredienserna till skålen ordentligt, håll skålen åt sidan en stund. Under tiden ska mimosan förberedas. För att tillaga mimosan ska de hårdkokta äggen först skalas och sedan sila de hårdkokta äggen med hjälp av en sil och så är äggmimosan klar. Nu ska denna äggmimosa skeda över salladsskålen, innan den läckra mimosasalladen serveras.

Njut av!!

Klassisk Waldorf

Ingredienser

1/2 kopp majonnäs

2-3 msk. Gräddfil

2 Gräslök

2-3 msk. Persilja

1 citronskal och saft

Socker

2 äpplen, hackade

1 stjälk selleri, hackad

Valnötter

Metod

Ta en skål och sedan majonnäsen, gräddfil som ska vispas med gräslök, citronskal och -saft, persilja, peppar och socker. När ingredienserna i skålen är ordentligt blandade, håll den åt sidan. Ta nu en annan skål och släng äpplena, hackad selleri och valnötter i den. Ta nu majonnäsblandningen och släng den med äpplena och sellerin. Blanda alla ingredienser väl, vila bunken en stund och servera sedan salladen.

Njut av!!

Black eyed pea sallad

Ingredienser

Limejuice

1 Vitlök, finhackad

1 tsk. Kummin, mald

Salt

Koriander

Olivolja

1 kopp Black-eyed Peas

1 Jalapeno, hackad eller krossad

2 tomater, skurna i tärningar

2 rödlökar, fint hackade

2 avokado

Metod

Limejuicen ska vispas med vitlök, spiskummin, koriander, salt och olivolja. När alla dessa ingredienser är ordentligt blandade, släng den här blandningen med krossade jalapenos, black eyed peas, avokadon och finhackad rödlök. När alla ingredienser är ordentligt blandade, låt salladen stå några minuter och servera sedan.

Njut av!!

www.ingramcontent.com/pod-product-compliance
Lightning Source LLC
Chambersburg PA
CBHW050345120526
44590CB00015B/1568